AF298205

DE L'INFLAMMATION

DU TISSU CELLULAIRE QUI ENVIRONNE LA MATRICE,

OU

DU PHLEGMON PÉRI-UTÉRIN

ET DE SON TRAITEMENT;

Par T. GALLARD,

Docteur en Médecine de la Faculté de Paris,
Interne en Médecine et en Chirurgie, Lauréat des Hôpitaux de Paris (Médaille d'Or);
ex-Secrétaire, Vice-Président de la Société médicale d'Observation,
Membre de la Société Anatomique,
Membre Correspondant de la Société des Sciences naturelles de la Creuse,
Médaille d'Argent du Ministère de l'Agriculture et du Commerce (Choléra 1849),
Médaille d'Argent de la Faculté de Médecine (Choléra 1849),
Médaille de Bronze de l'Administration de l'Assistance publique (1854).

BIBLIOTHÈQUE IMPÉRIALE

PARIS.

LABÉ, ÉDITEUR, LIBRAIRE DE LA FACULTÉ DE MÉDECINE,
place de l'École-de-Médecine.

1855

DE L'INFLAMMATION

DU TISSU CELLULAIRE QUI ENVIRONNE LA MATRICE,

ou

DU PHLEGMON PÉRI-UTÉRIN

ET DE SON TRAITEMENT.

I.

Définition, exposition et division du sujet.

La *matrice*, située à la partie inférieure de l'abdomen, dans l'excavation pelvienne, entre la vessie et le rectum, d'une part, les anses intestinales et le vagin, d'autre part, se trouve naturellement divisée en deux segments, recouverts chacun par une membrane. Celle de ces membranes qui revêt le segment supérieur est une séreuse, le péritoine; celle qui tapisse le segment inférieur est une muqueuse, se continuant avec la muqueuse vaginale. Chacune de ces deux membranes, après avoir revêtu la portion de l'organe avec laquelle elle doit être en rapport, se réfléchit sur elle-même en formant des replis, décrits en anatomie sous le nom de culs-de-sac. Ce sont : pour le péritoine, le cul-de-sac vésico-utérin et le cul-de-sac utéro-rectal ; pour la muqueuse, le cul-de-sac vaginal, divisé en quatre portions, une antérieure, une postérieure, et deux latérales. Si, pour le péritoine, nous n'avons pas de culs-de-sac latéraux, c'est que les deux feuillets

qui ont tapissé, l'un la face antérieure, l'autre la postérieure de l'utérus, se prolongent sur lés côtés en s'adossant l'un à l'autre, pour for-
mer le repli connu sous le nom de ligament large. Il y a donc certaines portions de l'organe qui ne sont pas en contact avec les membranes de revêtement. Ces parties correspondent latéralement à
l'espace qui sépare les deux feuillets du ligament large ; antérieure-
ment et postérieurement à celui qui existe entre le point de réflexion de la séreuse et le point de réflexion de la muqueuse, c'est-à-
dire entre le cul-de-sac vaginal et le cul-de-sac péritonéal. Cet espace, dont la dimension indique jusqu'à quelle hauteur le bistouri
peut être porté sans léser le péritoine, a été parfaitement décrit, pour
la partie antérieure surtout, par M. Jobert (de Lamballe), dans son
remarquable traité de chirurgie plastique. Comme tous les autres
vides existant entre les divers organes de l'économie, celui dont
nous parlons est rempli par du tissu cellulaire. Ce tissu est fin, la-
melleux, peu chargé de graisse ; il se continue supérieurement et
sans ligne de démarcation, à travers l'épaisseur du ligament large,
avec le tissu cellulaire extra-péritonéal de la fosse iliaque.

L'inflammation dont il est souvent le siége, et qui a été sinon
complétement méconnue, au moins très-mal décrite avant ces der-
nières années, est la maladie qui va faire le sujet de cette thèse.
Mais cette inflammation peut se présenter dans deux circonstances
différentes, qui imprimeront à la marche et à la gravité de ses symptômes un caractère tout à fait opposé. M. Bennet est le premier qui
ait compris cette différence, car il est le premier qui ait décrit sépa-
rément l'inflammation des annexes de l'utérus hors l'état puerpéral
ou dans l'état puerpéral. Cette distinction est fondée, comme il le
dit très-bien, sur ce que la femme récemment accouchée se trouve
dans un état tel que toutes les maladies dont elle vient à être atteinte
revêtent chez elle un caractère tout particulier de gravité, et que
les moindres inflammations tendent à devenir le point de départ de
suppurations étendues qui donnent souvent lieu à l'infection puru-
rulente. Aussi l'inflammation survenue dans ces circonstances ne se

borne pas au tissu péri-utérin, elle envahit les ligaments larges et
gagne rapidement la fosse iliaque. Dans ces cas, la suppuration est
la règle; en dehors de l'état puerpéral, au contraire, elle est l'exception, comme l'ont démontré M. Valleix, d'abord dans un mémoire
publié en 1853 dans *l'Union médicale*, puis dans la 3ᵉ édition du
Guide du médecin praticien (tome 4), et M. Gosselin, dans des leçons
professées à l'hôpital Cochin et publiées par moi, il y a peu de jours,
dans *l'Union médicale*. Il y a donc là deux maladies différentes qui
demandent chacune une description spéciale; c'est ce qui n'a pas
été compris par les autres auteurs qui ont écrit sur ce sujet, et voilà
pourquoi nous trouvons toujours une confusion regrettable dans
tout ce qui a été publié depuis Puzos, qui donne aux phlegmons des
ligaments larges le nom de dépôt laiteux de l'hypogastre, jusqu'à
M. Nonat et ses élèves, MM. Satis, Joseph Boyer et Martin, qui
mettent l'accouchement récent au nombre des causes occasionnelles
de la phlegmasie péri-utérine.

Quant à nous, reconnaissant toute la justesse de la division établie par M. Bennet, nous ne nous occuperons que du phlegmon survenu en dehors de l'état puerpéral, celui qui est le moins bien étudié,
et dont les symptômes ont été attribués anciennement à des causes diverses. Ainsi M. Nonat, et, après lui, M. Gosselin, ont démontré que les
observations intitulées par Duparcque, par Lisfranc, par Mᵐᵉ Boivin
et Dugès : Engorgement partiel, engorgement singulier de l'utérus,
se rapportent à des phlegmons péri-utérins; ainsi Nicolas Lepois,
cité par M. Satis, a fait un exposé très-concis et très-clair de la même
maladie, quand, parlant des accidents consécutifs à la suppression
des règles, il a dit : « Quibusdam dolor cum gravitate, modo in una,
« modo in altera parte. Dolor in coxam transit, ac crus ipsum, quod
« e regione est, per incessum claudicat. Si longiori tempore menses
« supprimantur, nullamque medicus vacuationem mulieri promo-
« veat, tumor aliquis in ilibus exoritur, ostendens ex internis parti-
« bus quamdam esse inflammationem. Nonnullis in extrema ilium

« parte panus exoritur. Urina interdum in nonnullis difficulter reddi-
« tur, interdum et plane supprimitur, pondus incumbit utero. »

Après avoir restreint, comme nous venons de le faire, le cadre
que nous avons à remplir, ne serait-il pas utile d'établir certaines divisions qui pussent faciliter notre travail et permettre de ranger
dans l'exposé qui va suivre tout ce qui se rapporte au phlegmon péri-utérin non puerpéral ?

Deux divisions ont été proposées : la première, celle de M. Nonat,
indiquée pour la première fois dans la thèse de M. Joseph Boyer,
admise, ainsi que je l'ai dit ailleurs, par M. Gosselin, se fonde sur la
forme même de la maladie, qui peut être *aiguë, subaiguë* ou *chronique.*

J'ai déjà indiqué, dans l'article auquel je viens de faire allusion,
que M. Gosselin propose une modification consistant à remplacer
la dénomination de subaiguë par celle de *chronique avec redoublements
inflammatoires.* On voit donc déjà que cet auteur éprouve une certaine difficulté à admettre les trois formes de M. Nonat, puisque entre une forme franchement aiguë, et l'autre franchement chronique,
il propose d'en intercaler une troisième, qui ne serait ni aiguë ni
chronique, mais qui revêtirait dans ses exacerbations un caractère
manifestement aigu, tandis que sa durée la rendrait chronique.

Malgré cette première défectuosité, cette division, je dois le dire,
m'avait semblé tellement naturelle, que séduit par l'exposé que j'en
avais entendu faire à M. Gosselin, j'avais formé le projet de l'adop-
ter ; mais une difficulté que je n'avais pas prévue, et qu'il m'a été impossible de surmonter, s'est présentée à moi, lorsqu'il s'est agi de
classer mes observations. Le plus grand nombre des faits que je pos-
sédais ne pouvait être rangés exclusivement dans aucune des trois
catégories que je venais d'admettre, et chacun d'eux présentait
des particularités autorisant à le placer aussi bien dans l'une que
dans l'autre. Ainsi les phlegmons aigus, qui de prime abord sem-
blent bien constituer une classe extrêmement naturelle, se bornent
rarement à une seule manifestation ; le plus souvent on les voit ou
diminuer notablement ou même disparaître tout à fait, pour revenir

le mois suivant avec la même intensité au moment de l'époque menstruelle. Rangerons-nous les cas qui ont présenté ces recrudescences,
ces espèces de récidives, dans la forme aiguë, ou dans la forme appe-
lée par M. Nonat subaiguë, par M. Gosselin, chronique avec redoublements inflammatoires? D'un autre côté, bien des malades se sont
présentées à notre observation, portant une tumeur inflammatoire
du pourtour de l'utérus , tumeur évidemment ancienne, peu douloureuse, dont la marche et le développement semblaient indiquer à
coup sûr la chronicité. Mais, en interrogeant avec soin les malades,
nous sommes toujours parvenu à reconnaître qu'à une époque plus
ou moins éloignée, il avait existé une maladie tout à fait aiguë avec
fièvre, douleurs vives, etc., tout comme dans le cas de la première
catégorie; qu'ensuite les douleurs, la fièvre, s'étaient dissipées complétement d'abord, pour reparaître de nouveau, et qu'après deux ou
plusieurs attaques semblables, les symptômes qui seront décrits plus
loin comme caractérisant l'état chronique avaient persisté. Voici
donc encore des cas aigus au début, devant par leur marche être
rangés, comme les précédents, parmi les subaigus ou même parmi
les chroniques.

De cette étude faite avec une attention toute particulière, puis-
qu'elle venait détruire des idées que j'avais eu le tort d'admettre, sans
examen préalable, mais enfin que j'avais admises, de cette étude,
dis-je, il est résulté pour moi la conviction qu'il existe non pas
trois, mais une seule forme de phlegmon péri-utérin ; c'est la forme
aiguë. Elle se présente toujours au début de la maladie. Mais comme
cette affection a une grande tendance à récidiver, quand elle s'est
une fois manifestée, la résolution peut n'être pas complète; il reste
d'abord un petit noyau d'induration qui augmente à chaque nouvelle attaque, et peut plus tard à lui seul constituer toute la maladie
en l'absence des retours inflammatoires. C'est ainsi que nous admet-
trions les formes subaiguë et chronique, non plus comme consti-
tuant deux espèces différentes, mais deux degrés de la même affection, de la même façon que l'on admet trois degrés dans la
pneumomie.

*. L'état chronique n'est plus, d'après cette manière de voir, une forme spéciale, mais une modification, une terminaison de l'état aigu. Nous n'aurions donc pas pour le tissu péri-utérin l'exception signalée par notre excellent maître, M. Gosselin, lorsqu'il a comparé la fréquence du phlegmon chronique dans cette région avec avec sa rareté dans les autres. On s'est, en effet, demandé si les deux mots chronique et phlegmon peuvent être rapprochés l'un de l'autre, et tout le monde n'a pas trouvé les faits cités par M. Laugier dans ses leçons, publiées par mon collègue, M. Clin, tellement concluants, qu'ils ne puissent être contestés. D'après la discussion dans laquelle nous venons d'entrer, on voit, en effet, que le tissu cellulaire péri-utérin ne diffère en rien du tissu cellulaire des membres et du tronc. Pas plus que ce dernier, il ne s'enflamme primitivement d'une façon chronique, mais, comme lui, à la suite de phlegmasies franchement aiguës, fréquentes et répétées, il est susceptible de s'indurer et de présenter une tuméfaction qui n'est plus l'inflammation, mais la conséquence de l'inflammation. J'avais besoin de tous ces détails pour expliquer en quoi mes opinions diffèrent de celles de M. Gosselin. Je dois dire, du reste, que les principaux arguments dont je viens de faire usage se trouvent implicitement contenus dans les publications de M. Nonat et de ses élèves, car, dans sa thèse, M. Martin parle, comme d'un fait acquis, démontré, incontestable, du passage de l'état aigu à l'état subaigu, puis à l'état chronique. Cet auteur admettrait donc, comme moi, que la maladie ne peut être subaiguë ou chronique d'emblée.

M. Valleix a proposé une autre division contre laquelle nous n'avons aucune objection à élever. Il a décrit successivement le phlegmon, suivant qu'il siége en avant, en arrière, sur l'un des côtés, ou qu'il embrasse tout le pourtour de l'utérus. Les symptômes différant, en effet, selon la situation locale de la maladie, leur étude montre que cette division est parfaitement fondée. Mais comme tout en différant sous certains rapports, ces symptômes se ressemblent sous un plus grand nombre, on peut jusqu'à un certain point se dispenser de faire une histoire spéciale et détaillée pour chacune des espèces, et se contenter d'un exposé général dans le cours duquel on fera ressortir ce qui est particulier à chacune d'elles ; et c'est ainsi que nous nous proposons d'agir.

Convaincu que la seule façon utile de procéder dans un pareil travail est de baser ses assertions sur un grand nombre de faits, j'ai réuni et analysé 53 observations nouvelles et complétement inédites. Dans ce nombre, 23 m'ont été communiquées par M. Gosselin, qui les avait recueillies lui-même à l'hôpital de Lourcine ; je suis redevable de 4 à M. Huguier, d'une à M. Valleix ; les autres sont le résultat de mes observations personnelles faites tant dans les services de ces deux derniers maîtres que dans les services voisins, où j'ai pu suivre tous les cas de ce genre qui se sont présentés, grâce à l'obligeante amitié de mes collègues, principalement de MM. Pain, Maurice et Tassel.

J'ai basé uniquement mes conclusions sur l'examen même de ces faits, en rejetant jusqu'à plus ample information toutes celles qui sont en désacord avec eux : c'est là, je crois, la seule méthode qui. dans les sciences naturelles, dites sciences d'observations, parmi lesquelles la médecine doit être rangée. puisse conduire à un résultat sérieux. J'ai cru pourtant devoir m'abstenir de donner, dans le cours de ma dissertation, les chiffres fournis par l'analyse numérique de mes observations, et cela afin d'éviter le reproche si souvent adressé à cette manière de faire , de rendre la rédaction embarrassée, traînante et difficile à lire. Mais ne voulant pas, pour éviter un petit inconvénient de forme, pécher complétement par le fond et perdre tous les avantages d'une méthode incontestablement bonne et supérieure à toutes les autres, j'ai réuni tous ces chiffres en un tableau placé à la fin de la thèse. Ce résumé succinct nous dispensera de donner les observations détaillées, qu'en raison même des limites dans lesquelles nous voulons nous restreindre, nous ne pourrions publier toutes ; nous serions donc obligé de faire un choix si nous voulions présenter quelques types, et nous aimons mieux renvoyer au mémoire de M. Valleix et aux leçons de M. Gosselin, où le lecteur trouvera les détails de faits semblables à ceux que nous pourrions mettre sous ses yeux.

II.

Description de la maladie.

ÉTIOLOGIE. — Parmi les causes, celles que l'on a désignées sous le nom de prédisposantes ne nous donneront lieu qu'à un petit nombre de considérations, car plusieurs d'entre elles, telles que les saisons, les climats, etc., nous ont paru sans influence sur le développement du phlegmon péri-utérin. J'en pourrais dire autant de la constitution et du tempérament ; cependant il est bon de noter que si toutes les femmes sont également sujettes à cette affectetion, on la rencontre surtout chez les sujets forts, bien constitués, jouissant d'une bonne santé habituelle, et chez ceux qui présentent avec une constitution pléthorique les attributs du tempérament sanguin. L'âge a une influence plus réelle, car c'est entre quinze et cinquante ans que l'on a observé la maladie, plus fréquente au milieu qu'aux extrémités de cette période. Nous n'avons vu qu'un seul fait à l'âge de cinquante ans, encore les détails consignés dans l'observation qui le concerne nous ont-ils paru de nature à laisser le diagnostic douteux. Comme nous, M. Nonat n'a rencontré qu'un seul cas postérieur à la ménopause. C'est donc pendant le temps où elle est soumise aux évacuations menstruelles que la femme est le plus prédisposée à la phlegmasie du tissu cellulaire péri-utérin, laquelle, nous pouvons le dire dès à présent, survient d'habitude pendant le cours ou à l'époque même des règles. Les accouchements et les fausses couches antérieures paraissent aussi exercer une influence notable sur le développement de la maladie. Cette influence incontestable pour le phlegmon post-puerpéral, dont nous n'avons pas à nous occuper ici, se représente et est également manifeste, même pour le phlegmon survenu en dehors de l'état puerpéral. Les accouchements et les avortements nous ont paru y prédisposer autant les uns que les autres; nous n'avons pas remarqué que les manœuvres obstétricales employées pour terminer l'accouchement, que les refroidissements et les fatigues, peu de temps après la délivrance, aient eu une action spéciale. Nous devons rappeler que le phlegmon existe souvent, même chez les femmes qui n'ont pas eu de grossesse antérieure, et que M. Nonat en a vu deux exemples chez des vierges. Enfin, pour terminer ce qui se rapporte aux causes prédisposantes, nous dirons qu'une première attaque est presque toujours suivie de rechutes ou de récidives.

On a rangé parmi les causes occasionnelles la dysménorrhée, les troubles de la menstruation, les métrorrhagies, la leucorrhée, etc. ; il est vrai de dire que la plupart de ces phénomènes se sont présentés à une époque plus ou moins éloignée du début. Mais étaient-ils réellement des causes ou ne pouvaient-ils dans un grand nombre de cas être considérés comme un effet, comme une première manifestation de la maladie ? C'est dans la recherche des causes qu'il est surtout prudent de ne pas se laisser entraîner trop loin sous peine de se voir forcé de rétrograder, et mieux vaut sans doute se borner à énoncer l'ordre suivant lequel se succèdent les phénomènes que de vouloir à toute force entreprendre d'expliquer la filiation qui les unit. En agissant autrement, on s'expose trop souvent à faire des théories plus ou moins ingénieuses auxquelles il ne manque qu'une chose, la principale, sans doute, la sanction des faits. Quant à nous, nous n'hésitons pas à proclamer qu'à toutes ces hypothèses souvent contredites par l'expérience, nous préférons quelque chose de moins brillant, peut-être, mais de beaucoup plus solide, l'exposé simple et exact de faits précis et rigoureusement observés. Nous n'essayerons donc pas d'expliquer comment il se fait qu'au moment où l'utérus est le siége d'une fluxion sanguine, soit pendant la période menstruelle, soit peu de temps après un accouchement ou un avortement, soit à la suite d'excès de coït ou de fatigues d'une autre nature, cette congestion s'étend aux parties voisines et devient le point de départ d'une inflammation phlegmoneuse. Il nous resterait encore à dire pourquoi cette inflammation? pourquoi envahit-elle le tissu péri-utérin plutôt que l'utérus ou l'ovaire? Nous aimons mieux tout simplement et sans plus ample commentaire énoncer que les phlegmons péri-utérins se développent de préférence pendant les règles, à la suite de coït ou de toute autre fatigue chez des malades qui ont ou qui ont eu des métrorrhagies ou de la leucorrhée. A propos de la leucorrhée, il est bon de revenir sur une assertion de M. Bennet, confirmée par M. Gosselin. Ces deux auteurs ayant traité principalement des malades affectées soit de vaginites, soit de métrites catarrhales, soit d'ulcérations du col, ont pensé que la préexistence de l'une ou de l'autre de ces inflammations était en quelque sorte nécessaire à la production du phlegmon péri-utérin. Ils le faisaient naître ainsi par propagation de l'inflammation soit à travers la trompe, soit à travers le tissu même des parois utérine ou vaginale. Nous ne pouvons nier qu'il n'en soit ainsi dans un certain nombre de cas; cependant il y a de nombreuses exceptions à cette règle; car si parmi nos observations, toutes celles recueillies par M. Gosselin, à Lourcine, font mention de cette cause, il en est un certain nombre de celles recueillies soit à la Pitié, soit à l'hôpital Beaujon, où l'on ne trouve rien de semblable et dans lesquelles le phlegmon s'est produit en l'absence de toute autre inflammation du petit bassin.

Après ce que nous avons dit plus haut nous ne considérerons pas la constipation comme une cause, mais comme un symptôme; et nous ferons mention des emménagogues, du défaut de proportion entre les organes génitaux des deux sexes, du coït pratiqué de certaine façon ou pendant les règles, seulement pour rappeler que ces causes ont été citées par les auteurs théoriquement peut-être, et que tout en les admettant comme probables nous n'avons aucun fait démontrant leur efficacité.

Enfin M. Valleix a cité des cas dans lesquels une application du redresseur intra-utérin avait déterminé plus tard un phlegmon rétro-utérin. Mes observations ne m'ont point permis d'étudier la question à ce point de vue ; elles m'ont seulement démontré que les sujets atteints de déviations utérines constituent une très-faible minorité, et qu'il n'y a pas lieu de ranger la déviation elle-même parmi les causes du phlegmon péri-utérin.

ANATOMIE PATHOLOGIQUE. — Les autopsies ne nous ont rien enseigné de particulier, car nous n'avons eu occasion d'en pratiquer qu'à la suite des phlegmons puerpéraux suppurés, et nous n'avons rien à ajouter aux descriptions de M. Grisolle et des autres auteurs qui ont traité ce sujet. Si nous consacrons un chapitre à part à l'anatomie pathologique, et surtout si nous le plaçons avant la symptomatologie, c'est uniquement parce qu'il nous permet d'établir les principes de la division que nous avons adoptée, de telle sorte que nous n'ayons plus à y revenir. En effet, nous n'avons pas besoin d'ouvertures de cadavres pour constater la position qu'une tumeur occupe par rapport au col utérin. Le plus souvent, elle est postérieure, et tantôt médiane, tantôt empiétant un peu sur l'un ou l'autre côté ; quelquefois elle envahit toute la demi-circonférence postérieure du col. Les inflammations anté-utérines sont beaucoup plus rares, et lorsqu'elles existent, tout le pourtour du col tend à participer à l'inflammation. Dans certains cas, le phlegmon occupe un des côtés seulement ; nous n'avons pas trouvé une grande différence pour la fréquence entre celles du côté droit et celles du côté gauche.

Relativement à l'anatomie du phlegmon lui-même tant qu'il n'est pas suppuré, nous déplorons avec tous les auteurs, principalement avec MM. Valleix et Gosselin, non-seulement la rareté, mais même l'absence complète des autopsies. M. Nonat est le seul qui ait traité cette partie du sujet *ex professo* ; aussi, lorsqu'il dit que dans le phlegmon aigu les vaisseaux sont injectés, que le tissu cellulaire devient le siége d'une infiltration séreuse et que ces circonstances expliquent la tuméfaction et la chaleur, tandis que dans le phlegmon

3

subaigu la sérosité est remplacée par un épanchement de lymphe plastique, laquelle forme dans les phlegmons chroniques une masse blanchâtre analogue au tissu fibreux, nous ne pouvons nous empêcher de regretter que cet auteur se soit contenté de ce simple exposé. Ce qu'il avance est-il le résultat d'autopsies nombreuses ou de simples vues de l'esprit, d'après lesquelles il expliquerait ce qui doit se passer dans le tissu péri-utérin par ce qu'il a observé dans les autres tissus enflammés?

SYMPTOMATOLOGIE. — Suivant l'exemple de M. Valleix, nous décrirons d'abord les symptômes propres au phlegmon péri-utérin en général, quel que soit son siége, puis nous indiquerons les particularités résultant de sa situation. Nous avons établi, en commençant ce travail, que même les phlegmons qui se présentent à l'état chronique ont eu au début une période d'acuité plus ou moins marquée. Pendant le cours de cette première période, les malades éprouvent divers troubles des fonctions digestives et circulatoires indiquant le début d'une phlegmasie. Ces troubles ne tardent pas à être suivis d'une certaine perturbation de la menstruation et de phénomènes morbides du côté du petit bassin, faisant connaître vers quels organes l'inflammation tend à se fixer. Nous avons dit également combien il nous semble difficile d'établir au milieu de ces premiers symptômes quels sont ceux qui marquent le début et sont une première manifestation de la maladie, quels sont ceux qui doivent être rangés parmi les causes.

Le pouls est habituellement fébrile, vif et accéléré ; lorsqu'il est devenu petit et misérable, c'est que l'inflammation s'est étendue au péritoine voisin ou que la suppuration s'est établie et a formé un vaste foyer. La peau est chaude, sans sécheresse, un peu moite; les sueurs ne se montrent avec abondance que si la suppuration est sur le point de s'établir. Les malades sont dans un état de prostration et d'affaissement marqués; la face est non pas grippée, mais un peu tirée, pâle, anxieuse, exprimant la souffrance. Les monvements sont lents, difficiles, et les femmes se laissent aller dans la résolution complète couchées soit sur le dos, soit un peu inclinées sur l'un ou l'autre côté ; les membres, surtout les inférieurs, sont à demi fléchis dans la position qui demande le moins d'efforts musculaires pour être conservée. L'appétit est diminué quand il n'est pas complétement aboli ; il y a du dégoût pour les aliments, souvent des nausées ou même des vomissements ; la soif est augmentée. La constipation est un symptôme tellement fréquent que M. Nonat a cru pouvoir la ranger parmi les causes ; elle est quelquefois très-opiniâtre, d'autres fois elle alterne avec la diarrhée, et il y a des épreintes et du ténesme anal avec expulsion de mucosités blanchâtres. Ce symptôme est particulier au phlegmon rétro-utérin. La diarrhée seule, sans constipation, est très-rare. Quant à l'émission des urines, elle est fréquente et douloureuse dans quelques cas, surtout si le tissu anté-utérin participe à l'inflammation. Les urines ne sont nullement modifiées dans leurs qualités physiques ou chimiques, sauf les cas exceptionnels d'ouverture d'abcès dans la vessie ou d'inflammation propagée par voisinage à cet organe lui-même.

Du côté de l'utérus, on observe divers troubles fonctionnels remarquables : tantôt les règles sont brusquement supprimées et ne reparaissent plus pendant tout le cours de la maladie ; tantôt, et le plus souvent, elles sont augmentées ; il survient de véritables hémorrhagies, qui se répètent dans l'intervalle des époques menstruelles, Toujours, pendant le cours de la maladie, on observe de la leucorrhée, qui souvent a précédé le début.

En même temps, les malades ressentent des douleurs, qui surviennent spontanément et siégent à l'hypogastre, dans le petit bassin ; il y a une sensation de pesanteur sur le périnée. Souvent les douleurs prennent le caractère qui les a fait désigner par M. Valleix sous le nom d'*expulsives* ; elles font éprouver à la femme la même sensation que celles qui accompagnent les contractions utérines pendant l'accouchement. Il existe bien en réalité une contraction douloureuse de l'utérus, et c'est celle qui débarrasse l'organe des caillots sanguins qui sont expulsés par la vulve. Même lorsqu'il n'y a pas de douleur spontanée, on en développe, par la pression exercée soit sur l'hypogastre, soit au pourtour de l'utérus, à l'aide du toucher vaginal ou rectal. Il n'est pas rare de voir les douleurs prendre un caractère névralgique, remonter dans les lombes, dans la région rénale, le long des parois de l'abdomen, se propager vers le sacrum, les aines, les cuisses. On trouve alors à la pression, pratiquée avec un seul doigt, les points douloureux caractéristiques des névralgies lombo-abdominale, sciatique, crurale, etc. La défécation ou la miction augmente les douleurs suivant que le phlegmon est rétro- ou anté-utérin ; elles s'exaspèrent aussi pendant le coït, pendant la station verticale, et surtout pendant la marche, qui, dans certains cas très-aigus, devient complétement impossible.

Tous les symptômes que nous venons d'énumérer ne sont en quelque sorte que les signes rationnels du phlegmon péri-utérin ; il nous reste à parler de ceux fournis par l'exploration directe des signes physiques, lesquels sont bien autrement importants au point de vue du diagnostic. Le *speculum* devra être à peu près complétement rejeté, et, dans tous les cas, on ne devra jamais l'employer comme premier moyen d'exploration ; car M. Valleix fait très-justement remarquer que son application est extrêmement douloureuse et ne fournit aucun renseignement bien utile. Le *doigt*, introduit dans le vagin, constate d'abord une augmentation notable de température pendant la période d'acuité ; puis, en circonscrivant le pourtour du col, il sent une tumeur qui est située le plus habituellement en arrière du museau de tanche. Cette tumeur est le siége de battements artériels, dont M. Nonat a peut-être exagéré l'amplitude, mais qui n'en sont pas moins très-appréciables ; elle est adhérente au corps de l'utérus et séparée du col par un angle à sinus dirigé du côté du vagin. Dans certains cas, cette tumeur est globuleuse, tantôt arrondie, tantôt présentant quelques bosselures où quelques irrégularités à sa surface. Elle se détache davantage du corps de la matrice dans les cas de phlegmon latéral ou du ligament large. La pression exercée

sur sa surface est toujours plus ou moins douloureuse, et cette douleur, excessive pendant la période d'acuité, devient beaucoup plus tolé-
rable lorsque la maladie prend une marche chronique. Là tuméfaction
peut être moins bien limitée que nous venons de le dire; au lieu de
constituer une tumeur pàrfaitement circonscrite, elle peut affecter la
forme d'un bourrelet saillant dans le vagin, qui embrasse tout ou partie
de la circonférence du col. Dans certains cas, sans bourrelet, sans saillie,
sans tuméfaction limitée, on trouve un empâtement général de tous
les tissus péri-utérins; la matrice, qui en général est moins mobile,
plus volumineuse, plus lourde qu'à l'état normal, se trouve alors
complétement immobile et comme enclavée dans le petit bassin. Si
l'on pratique le *palper hypogastrique* soit seul, soit combiné avec
le toucher vaginal, on constate que l'utérus a conservé sa forme et
sa direction normales, et que la tumeur dont on a reconnu l'existence est située dans son voisinage, où elle occupe un point limité,
s'étendant rarement jusque dans les fosses iliaques, à travers les ligaments larges. Le *toucher rectal*, utile seulement si la tumeur est rétro-utérine, permet de mieux la limiter inférieurement et de par-
courir une plus grande étendue de sa face postérieure, au-dessus
de laquelle, si elle est peu volumineuse, on peut encore retrouver le
corps de l'utérus. En combinant le toucher vaginal et le toucher rectal
soit à l'aide des deux indicateurs, soit à l'aide du pouce et de l'indicateur, ou mieux à l'aide de l'indicateur et du médius de la même
main, introduits simultanément l'un dans le vagin, l'autre dans le
rectum, on parvient à reconnaître que la tumeur dont il s'agit a son
siége anatomique dans l'épaisseur de la cloison recto-vaginale et
qu'elle n'est pas une dépendance de la face postérieure du corps de
l'utérus ni ce corps lui-même infléchi sur le col.

Mais le mode d'exploration qui fournit à ce sujet les indications
les plus sûres, les plus précises, est le *cathétérisme utérin* pratiqué
avec l'*hystéromètre,* dont l'emploi ne doit jamais être négligé quand
il est possible. L'instrument pénètre directement dans la matrice, la
tumeur ne change ni de forme ni de volume pendant son introduc-

tion ; elle ne suit pas les mouvements imprimés à la sonde. Nous verrons à l'article du diagnostic quelles conséquences pratiques extrêmement importantes on peut tirer de ces données si simples en apparence, mais en réalité infiniment précieuses.

MARCHE, DURÉE, TERMINAISONS. — L'affection qui, dans tous les cas où il nous a été possible de préciser rigoureusement le début, en interrogeant attentivement les malades, a offert dans le principe une marche aiguë, est loin d'avoir toujours conservé jusqu'à la fin ce caractère d'acuité. Débutant le plus souvent d'une manière rapide, elle s'annonçait d'abord par les troubles de la menstruation et les douleurs dont nous avons parlé. Mais ces symptômes étaient euxmêmes précédés, pendant un ou deux jours, d'un certain malaise, de frissons, de dégoût, de nausées, accompagnés soit de constipation, soit de ténesme anal ou vésical et de fièvre. En peu de temps, les phénomènes inflammatoires s'amendaient, et la douleur diminuait.

La tumeur, après ce mouvement inflammatoire, ou s'est dissipée complétement, pour ne plus reparaître, et la terminaison a eu lieu par résolution (*état aigu*); ou, après avoir disparu momentanément, elle est revenue à une nouvelle époque menstruelle avec le même cortége de sympômes (*état subaigu ou chronique avec redoublements inflammatoires*); ou, sans se dissiper complétement, elle a diminué pour reparaître le mois suivant (2e *variété de l'état subaigu avec plus grande tendance à la chronicité*); ou enfin elle est restée à peu près stationnaire, indolente, n'augmentant et ne devenant douloureuse qu'à des époques plus éloignées, mais toujours au moment des règles (*état chronique*). M. Gosselin a trouvé plusieurs fois de petites tumeurs uniques ou multiples qui paraissent se rapporter à la troisième des quatre variétés que nous venons d'énumérer. J'ai donné, dans *l'Union médicale*, la description de ces petits noyaux d'induration qui ne sont autre chose que les restes d'une tumeur en partie résolue.

Enfin, pendant le cours d'un des quatre états précédents, mais principalement pendant l'état aigu , il peut survenir de la suppuration. Cette circonstance, extrêmement rare en dehors de l'état puerpéral , n'en constitue pas moins une des terminaisons possibles du phlegmon péri-utérin. Il n'entre pas dans nos intentions de faire ici l'histoire des conséquences qui peuvent résulter de cette terminaison ; nous préférons renvoyer aux détails consignés à ce sujet dans un mémoire déjà cité de M. Grisolle. Nous n'agiterons même pas la question de la possibilité de la terminaison du phlegmon par le cancer.

COMPLICATIONS. — Toutes les maladies possibles pouvant se montrer chez le sujet déjà atteint de phlegmon péri-utérin, il est bien entendu que nous parlerons ici seulement de celles de ces complications dont l'existence est ou paraît liée d'une manière plus immédiate au phlegmon lui-même. La première de toutes est la *métrite*, regardée, par M. Bennet et par M. Gosselin, comme cause ; par M. Nonat , comme conséquence de la maladie dont nous nous occupons. Ces deux manières de voir, tout à fait opposées , ne sont cependant pas aussi difficiles à concilier qu'elles le paraissent. Il nous semble, en effet, que si l'inflammation peut, sous l'influence d'une cause occasionnelle quelconque, se propager du vagin ou du col de la matrice au tissu péri-utérin , celle qui a débuté dans ce dernier tissu pourra également, en suivant une marche inverse, envahir l'utérus. Cette propagation par voisinage arrive du reste souvent pour les autres organes de la région, car le rectum , la vessie, le péritoine, dans quelques cas plus rares, peuvent s'enflammer, et leur phlegmasie consécutive est une des complications fréquentes du phlegmon péri-utérin. Cette complication survient d'une manière, bien plus inévitable lorsque le phlegmon a suppuré et que l'abcès s'est ouvert dans l'un ou dans l'autre de ces organes.

Des *névralgies* diverses accompagnent souvent la maladie. Les unes, telle que la névralgie sciatique, peuvent être le résultat de la pression exercée sur les origines nerveuses par la tumeur dans l'excavation pelvienne, ou le résultat de l'inflammation, propagée par voisinage jusqu'au tronc nerveux; les autres, telle que la névralgie lombo-abdominale, intercostale, iléo-vulvaire, ne peuvent être expliquées de la même manière, bien que leur existence soit fréquente,

J'en dirai autant des *paralysies* notées par M. Nonat; celles occupant le membre inférieur du côté affecté pouvaient être dues à la compression des nerfs par la tumeur.; mais comment expliquer celles qui occupaient les membres supérieurs?

L'*hystérie* complique quelquefois le phlegmon péri-utérin.

Mais de toutes les complications la *chlorose* est celle qui mérite le plus de fixer l'attention, car elle est de toutes la plus fréquente. Nous avons dit que la maladie dont nous faisons l'histoire attaque de préférence les sujets forts, bien portants, bien constitués. et ceux chez qui prédominent les éléments du tempérament sanguin. D'où vient que nous voyons, à son déclin, presque toutes les malades être chlorotiques, ou chloro-anémiques? C'est que pendant la durée du phlegmon, les fonctions digestives subissent une grave perturbation, l'appétit se perd, les digestions deviennent lentes et laborieuses, en même temps que la douleur et des métrorrhagies fréquentes épuisent les femmes, dont les forces ne peuvent être réparées par une alimentation suffisamment tonique.

La *grossesse* a pu compliquer le phlegmon passé à l'état chronique dans deux cas cités par M. Nonat. Je ne connais pas d'exemples de conception pendant la période d'acuité.

DIAGNOSTIC. — Après l'exposé que nous avons fait des symptômes et de la marche des phlegmons péri-utérins, l'existence de cette maladie sera facile à reconnaître. Il nous reste donc seulement à indiquer avec quelles autres affections elle pourrait être confondue, et à énumérer les signes qui permettront de l'en différencier. En premier lieu, l'existence d'une tuméfaction au voisinage de l'utérus fera, même dès le début, éloigner l'idée de l'apparition d'une des nombreuses affections fébriles que les symptômes généraux seuls pourraient faire soupçonner. Cette tuméfaction est pour nous lé signe pathognomonique du phlegmon péri-utérin, et nous n'oserions partager la manière de voir de M. Nonat, lorsqu'il dit : « Néanmoins, malgré l'absence de ce symptôme important au commencement, il m'est arrivé fréquemment, après m'être assuré du point de départ de la douleur, de *diagnostiquer* ces sortes de phlegmasies, et de *traiter* les malades en conséquence, *sans que par la suite il soit survenu de tuméfaction bien appréciable, tuméfaction qui se serait produite assurément, si la malade n'avait été traitée immédiatement en conséquence.* La pratique m'a démontré bien souvent la vérité de ce que j'avance. » (*Gaz. des hôp.*, 1850, n° 25, p. 98; leçons cliniques de l'hôpital Cochin.) Moins hardi dans nos appréciations, nous n'admettrons pas que le phlegmon puisse exister en puissance, et nous attendrons, pour le reconnaître, que nous ayons constaté sinon la formation d'une tumeur bien limitée, au moins de la tuméfaction, de l'empâtement au voisinage de l'utérus.

La *métrite* est de toutes les affections celle qui, par ses causes, sa marche, l'ensemble de ses symptômes généraux et locaux, ressemble le plus au phlegmon péri-utérin ; mais elle en diffère, en ce que l'utérus tout en étant plus lourd, plus volumineux qu'à l'état normal, reste habituellement mobile ; l'immobilité qu'il contracte parfois est due alors à son augmentation de volume et non à la tuméfaction des tissus voisins. La douleur que développe le toucher dans la métrite se perçoit quand le doigt presse sur la matrice elle-même ou sur son col, et non quand il explore les tissus voisins qui sont souples et indolents. La *métrite partielle* et les *engorgements partiels*, si la possibilité de leur existence était admise, seraient plus difficiles à différencier ; mais M. Nonat et après lui M. Gosselin ont, comme nous l'avons déjà dit, suffisamment démontré que les affections décrites sous ces noms n'étaient autre chose que des phlegmons péri-utérins.

L'*ovarite* ne sera pas confondue avec les phlegmons anté ou rétroutérins occupant la ligne médiane, mais elle pourra très-souvent être prise pour un phlegmon latéral situé dans l'épaisseur ou à la base du ligament large. M. J. Boyer, dans sa thèse, paraît régarder ce diagnostic comme facile. Il est à regretter qu'il ne nous ait pas indiqué sur quels signes il l'asseoit; car nous sommes obligé d'avouer l'impossibilité absolue dans laquelle nous nous trouvons de différencier l'une de l'autre ces deux maladies, qui nous ont paru le plus souvent exister simultanément. Autant que nous avons pu en juger en l'absence d'autopsies, nous sommes donc disposé à nous ranger à l'opinion de M. Martin, qui dit : « Le diagnostic devient plus difficile quand la tumeur occupe la région de l'ovaire ou quand elle adhère à la matrice ; dans le premier cas, la tumeur peut n'être autre chose que l'ovaire enflammé, ou bien *l'ovaire peut être comme englobé* par la tumeur elle-même. » (Thèse de Paris, 1851, n° 260, p. 12 et 13.)

Des symptômes semblables à ceux du phlegmon péri-utérin peuvent être dus à une affection décrite avec grand soin par deux de nos collègues, M. Viguès et M. Prost ; je veux parler de l'*hématocèle rétro-utérine ;* la thèse de M. Prost étant le plus récent de ces deux travaux, j'en extrais ce qui a rapport à cette partie du diagnostic différentiel :

« L'inflammation du tissu cellulaire qui entoure l'utérus est sans contredit une des causes les plus fréquentes de la formation des tumeurs morbides du bassin ; comme les collections sanguines, ces tumeurs inflammatoires pourront, arrivées à une certaine époque, présenter et la douleur locale, et la réaction générale, et les symptômes de voisinage, et la fluctuation, comme dans l'hématocèle. Mais ces vastes phlegmons iliaques sont, la plupart du temps, consécutifs aux couches, ce qui, du reste, peut arriver aussi aux tumeurs sanguines. Lorsqu'on a pu comparer la marche des deux maladies, on ne tarde pas à reconnaître que tandis que c'est surtout dès le début que la congestion sanguine présente de la façon la plus distincte les phénomènes de la fluctuation, que ce signe devient ensuite

plus obscur au fur et à mesure que le sang se coagule , dans le phlegmon, au contraire, la tumeur a débuté d'abord par un noyau d'engorgement dur, douloureux à la pression (ce qui n'arrive pas à la
tumeur sanguine). Ce n'est qu'au bout d'un certain temps que la
fluctuation se manifeste, et tend ensuite à devenir de plus en plus
évidente. Les accidents, dans les deux maladies, bien que présentant
certaines analogies, diffèrent quant à la marche. Les symptômes du
phlegmon ont, dans leur marche, une continuité, une gradation que
l'on ne retrouve plus dans l'hématocèle. » (Thèse de Paris, 1854, pag.
22 et 23.)

Il est un autre diagnostic très-difficile, presque impossible à porter, si l'on ne fait pas usage de l'hystéromètre. Je veux parler des
déviations utérines, et en particulier des *flexions.* Les *versions* peuvent
se distinguer par le toucher seul, à la direction du col, porté dans
le bassin du côté opposé à celui qu'occupe la tumeur ; à l'absence
d'angle entre le corps et le col, et à la régularité parfaite de toutes
les portions de la matrice que le doigt peut explorer.

Il n'en est pas de même des *flexions* qui présentent entre le corps
et le col un angle à sinus inférieur en tout semblable à celui que
formerait avec le col une tumeur située dans son voisinage. Le diagnostic me semble donc absolument impossible par le toucher seul,
et je ne puis résister à la tentation de citer un fait démontrant l'exactitude de cette proposition.

Il ne s'agit pas d'un phlegmon péri-utérin, mais d'une tumeur
dont la nature n'a pu être suffisamment précisée ; cependant le
cas n'en est pas moins curieux, et les enseignements qu'il fournit
sont applicables aux phlegmons péri-utérins tout comme aux autres
tumeurs de la région.

Une femme de trente-huit ans entre à l'hôpital Beaujon le 14 juillet 1854, et, comme les symptômes qu'elle accuse sont ceux d'une
affection utérine à marche chronique, je pratique le toucher le soir
même ; je trouve le museau de tanche fortement abaissé. distant à

peine de 3 à 4 centimètres de la vulve, porté en avant et ne présentant ni saillies ni irrégularités. En explorant le cul-de-sac vaginal postérieur, je sens en arrière du col une tumeur globuleuse, arrondie, mais un peu bosselée à sa surface ; elle est à peine mobile et douloureuse à la pression du doigt. Dans le cul-de-sac vaginal antérieur, il y a une autre tumeur, séparée, comme la première, du col utérin par un angle dans le sinus duquel le doigt peut pénétrer ; elle est plus régulière, plus lisse, moins volumineuse, un peu plus mobile, et surtout moins douloureuse à la pression que la postérieure. Le palper hypogastrique ne me permet pas d'arriver sur le corps de l'utérus, ni sur l'une ou l'autre des tumeurs dont je viens de donner la description.

Quelque habitude que j'aie pu acquérir du maniement de l'hystéromètre, je ne voulus pas l'employer avant d'avoir pris l'autorisation de M. Huguier, dont j'étais alors l'interne ; et, me fondant sur ce que la tumeur postérieure présentait des bosselures, était plus douloureuse et plus volumineuse que l'antérieure, dont les dimensions se rapprochaient davantage de celles du corps de l'utérus antéfléchi, je diagnostiquai provisoirement une antéflexion avec tumeur rétro-utérine. Le lendemain, M. Huguier voulut répéter l'expérience, il toucha la malade et porta le même diagnostic, mais en faisant bien remarquer qu'il était indispensable de pratiquer le cathétérisme utérin, et que l'hystéromètre seul pouvait nous mettre à même de reconnaître la justesse ou l'inexactitude des opinions que nous nous étions formées. Ces opinions, du reste, nous ne les avions émises qu'à l'état de suppositions, réunissant pour elles toutes les probabilités qui pouvaient être obtenues à la suite d'un examen fait sans l'instrument, qui seul est capable de conduire à la certitude. La malade resta quatre mois dans les salles ; elle fut touchée par plusieurs de mes collègues et par un certain nombre de médecins de la ville, qui tous furent fort embarrassés pour donner leur avis. Notre diagnostic primitif fut approuvé par le plus grand nombre d'entre eux, et notamment par un praticien très-estimé et très-habile du 1er arrondissement, qui vit cette femme le 19 juillet. Un des accoucheurs les plus justement célèbres et les plus exercés de Paris, étant venu le 16 août à l'hôpital Beaujon, pour y voir une autre malade, fut aussi prié de toucher celle dont nous parlons. Tout en convenant que la tumeur antérieure ressemblait plus au col de l'utérus que la postérieure, et qu'il y avait plus lieu de croire à une antéflexion qu'à une rétroflexion, il n'admit ni l'une ni l'autre, et pensa que l'utérus avait conservé sa direction normale et se trouvait englobé dans une seule tumeur, dont on sentait la saillie seulement en avant et en arrière. Ainsi, de toutes les personnes dont nous avions demandé l'avis, aucune n'avait songé, pas plus que nous, à diagnostiquer une *rétroflexion avec tumeur située en avant* et dépendant soit de l'utérus, soit de la vessie, soit du tissu cellulaire interposé entre ces deux organes. C'est pourtant ce qui existait ; toutes les personnes dont il est question ont pu le constater, quand, après avoir entendu leur opinion, nous avons pratiqué le cathétérisme devant elles. La sonde portée dans l'utérus, suivant la direction normale, ne tardait pas à être arrêtée à une distance de 3 centimètres et demi de l'orifice externe du col : l'obstacle était de telle nature qu'il n'y avait pas moyen de faire pénétrer l'instrument au delà ; mais venait-on à changer la direction de l'hystéromètre, à porter sa concavité en arrière et à incliner son bec dans le même sens, en portant le manche en haut et en avant, on le voyait aussitôt pénétrer beaucoup plus profondément. Le doigt, resté en observation sur la tumeur postérieure, sentait le bec de la sonde avancer au centre de cette même tumeur ; puis, si l'on abaissait le manche en retournant en avant la concavité de l'instrument, la tumeur disparaissait complétement, et le corps de l'utérus reprenait sa direction normale. Quant à la tumeur antérieure, elle n'éprouvait aucune modification pendant les différents temps de cette opération.

En démontrant d'une façon péremptoire l'utilité indispensable de l'hystéromètre, l'exemple précédent suffit à faire connaître comment il doit être employé. Lorsqu'il s'agit d'un phlegmon péri-utérin, il pénètre dans l'utérus, jusqu'à une profondeur de 6 à 7 centimètres, la concavité de l'instrument étant dirigée en avant et le manche porté en arrière et en bas. Des détails plus complets sur le manuel opératoire se trouvent dans les leçons cliniques de M. Valleix, sur les déviations utérines que j'ai publiées en.1852.

L'accumulation de *matières fécales* dans le rectum peut quelquefois être prise pour un phlegmon rétro-utérin, et réciproquement les petits noyaux d'induration décrits par M. Gosselin peuvent et ont dû souvent être pris pour des boules fécales endurcies. On s'éclairera complétement en vidant d'abord le rectum à l'aide d'un lavement, puis en pratiquant simultanément le toucher vaginal et rectal ; alors en saisissant la tumeur entre les deux doigts, on pourra s'assurer qu'elle occupe l'épaisseur de la cloison recto-vaginale.

Les *kystes de l'ovaire* ne pourraient être confondus qu'avec les phlegmons chroniques, encore faudrait-il ne pas avoir assisté au début de la maladie. S'ils s'étaient enflammés, ils pourraient donner lieu à des accidents semblables à ceux du phlegmon latéral à l'état d'acuité. Lorsqu'il sera possible de constater la fructuation dans l'intérieur de ces kystes, en l'absence de tous les signes qui pourraient faire croire à un travail de suppuration, l'erreur ne sera plus possible.

Je n'indiquerai que pour mémoire les *exostoses* et les *ostéosarcomes* des os sacrum et iliaques, le toucher rectal ou le cathétérisme de la vessie suffisant pour établir une ligne de séparation entre l'utérus et les parois du bassin. Le doute n'a été permis qu'au moment où le phlegmon péri-utérin n'était pas encore bien connu et quand la tumeur formée par lui avait une dureté considérable qui lui a mérité la dénomination de ligneuse, et a permis de la comparer avec les tumeurs osseuses.

Restent les *tumeurs fibreuses* : il ne sera pas toujours facile de les distinguer des phlegmons, surtout quand ces derniers sont passés à l'état chronique, car les métrorrhagies, les douleurs, les troubles fonctionnels du côté de l'utérus, et les signes fournis par l'exploration directe, se ressemblent beaucoup dans ces deux maladies. Leur marche est à peu près la même, et l'on voit les tumeurs fibreuses s'enflammer quelquefois en donnant lieu à des exacerbations semblables à celles qui caractérisent le phlegmon péri-utérin. Dance a rapporté un cas très-curieux, dans lequel l'inflammation, dont la tumeur fibreuse était le point de départ, s'était propagée au tissu utérin et avait donné lieu à une collection purulente interstitielle des parois de la matrice (*Arch. gén. de méd.*, 1829 ; *Obs. sur plusieurs affections de l'utérus et de ses annexes*, obs. 10).

Par le toucher seul on pourra jusqu'à un certain point arriver au diagnostic. S'il y a une tumeur fibreuse, on sentira une saillie moins prononcée, formant avec l'utérus un angle moins marqué que dans le cas de phlegmon du tissu cellulaire péri-utérin ; on ne trouvera pas ces battements artériels qui ont été notés dans les phlegmons ; mais ce sont là des signes auxquels il faut bien se garder d'ajouter une confiance plus grande qu'ils ne le méritent réellement ; car, dans certains cas, leur valeur est au moins douteuse. L'hystéromètre lui-même, qui a été surtout préconisé par M. Simpson pour le diagnostic des tumeurs fibreuses, ne pourra peut-être pas toujours être employé, cependant il fournira quelques données utiles, parce que les tumeurs fibreuses font souvent saillie à l'intérieur de la cavité utérine et la rendent irrégulière en augmentant ses dimensions. Un interrogatoire précis, des notions exactes sur le début et sur la marche de la maladie, serviront encore plus que l'exploration directe à éclairer le diagnostic.

Relativement au phlegmon suppuré, un seul signe pourra être invoqué pour reconnaître la suppuration, c'est la fluctuation survenue dans la tumeur, à la suite des phénomènes généraux et locaux qui indiquent la formation du pus.

PRONOSTIC. — Notre ignorance en anatomie pathologique prouve le peu de gravité du phlegmon péri-utérin non puerpéral ; car depuis que la question est à l'ordre du jour, tous ceux qui s'occupent de ce sujet s'éverluent à chercher des autopsies, et personne ne trouve l'occasion d'en faire. En général la maladie se termine rapidement par la *résolution,* si elle est traitée au début et si elle se manifeste pour la première fois. Les *récidives* sont moins faciles à guérir que les premières attaques, et plus le nombre des attaques antérieures est grand, plus ces attaques sont rapprochées, plus la résolution est difficile ; il y a alors tendance à l'*induration* et passage à l'*état chronique.*

Les récidives sont toujours à craindre, même lorsque la résolution a été complète. A plus forte raison doit-on les redouter quand il reste un *noyau* induré. C'est leur fréquence dans ces cas qui a fait admettre à M. Gosselin une forme spéciale de la maladie, désignée par lui sous le nom de *chronique avec redoublements inflammatoires.* La tendance aux récidives persiste même après la disparition presque complète de la tumeur ; il suffit d'un de ces petits *noyaux indurés,* décrits par M. Gosselin, pour que la maladie revienne, sous l'influence de la plus légère cause, en l'absence même de toute cause occasionnelle et par le fait seul de l'apparition des règles. Mais, à proprement parler, ce sont là bien plutôt des *rechutes* que des récidives.

Le phlegmon suppuré a beaucoup plus de gravité que les autres, car, par les complications auxquelles il donne lieu, il peut entraîner la mort. Heureusement la terminaison par suppuration est extrêmement rare. Il serait important de la pronostiquer à l'avance, mais nous avons cherché en vain un ensemble de symptômes qui pût, dès le début, permettre de la prévoir chez les femmes qui sont en dehors de l'état puerpéral.

III.

Traitement.

Les connaissances que nous possédons actuellement sur le phlegmon péri-utérin sont assez précises pour que la thérapeutique de cette affection n'ait rien à demander à l'empirisme, le traitement rationnel, celui qui combat les symptômes eux-mêmes, ayant toujours suffi pour amener la guérison. Pendant la période d'acuité, on aura donc recours aux *antiphlogistiques*, pour combattre l'inflammation ; mais, si l'on tient compte de l'état chlorotique ou chloro-anémique, qui est si souvent une conséquence du phlegmon lui-même, on craindra d'aggraver cet état par des émissions sanguines trop copieuses et trop fréquemment répétées. En général, nous avons vu une ou deux saignées de bras, puis l'application d'un petit nombre de *ventouses scarifiées* ou de *sangsues* sur l'hypogastre, suffire pour amener la résolution pendant la période d'acuité, pour dissiper l'inflammation et remener la tumeur à son volume primitif, si le phlegmon est devenu chronique avec redoublements inflammatoires. Nous sommes donc loin de partager la manière de voir de M. Nonat, qui « multiplie les émissions sanguines et soumet ses malades à une diète sévère, absolue » (Joseph Boyer). Nous pensons, d'après les faits que nous avons observés, qu'il n'est pas aussi nuisible qu'on l'a dit de permettre aux malades *un peu d'aliments* lorsque la fièvre commence à tomber. Nous avons vu également que les *purgatifs,* loin d'être aussi désastreux qu'on l'a pensé, produisaient toujours un effet avantageux. Sans être exclusif comme M. Nonat, qui, oubliant l'aphorisme : Sublata causa, tollitur effectus, proscrit les purgatifs après avoir rangé la constipation parmi les causes de la maladie, ou comme M. Leroy d'Étiolles, qui se contente de purger ses malades, on peut retirer un bon effet de l'*emploi simultané* des purgatifs et des antiphlogistiques. Comme moyens accessoires, les lotions et les bains émollients, une petite quantité d'opium à l'intérieur pour calmer les douleurs, et le repos absolu au lit, telle est la médication qui réussit dans le plus grand nombre des cas.

Cependant la douleur est quelquefois assez vive et assez persistante pour demander à être combattue d'une façon spéciale; alors on ajoutera une petite quantité d'*opium* ou mieux de *laudanum de*

Sydenham aux injections, on administrera même des demi-lave-
ments contenant quelques gouttes de laudanum ; et enfin, si la douleur persiste, et surtout si les points névralgiques sont disséminés sur
le trajet des nerfs des plexus lombaires et sacrés, on se trouvera
bien de l'application de *petits vésicatoires* volants dont on augmen-
tera l'efficacité en les pansant avec 5 ou 10 milligrammes d'un *sel de
morphine*. Les cas où la douleur résiste à de tels moyens sont tellement rares que nous n'avons jamais eu l'occasion d'en observer. Cependant nous devons à l'obligeance de M. Verneuil, professeur
agrégé de la Faculté de Paris, la relation d'un fait dans lequel les
phénomènes douloureux n'ont cédé qu'à l'administration du *sulfate
de quinine*.

Voici au reste une courte analyse de ce fait. M. Verneuil a eu
l'amabilité de la rédiger lui-même, il y expose les motifs qui ont paru
indiquer l'emploi du sulfate de quinine.

« Une jeune dame de vingt-trois ans, d'une très-belle constitution,
mais qui depuis longtemps était affectée d'un léger degré d'abaisse-
ment de l'utérus, fut prise presque subitement d'un phlegmon péri-
utérin très-intense, après plusieurs nuits passées au bal et sous l'influence d'un froid très-vif (décembre 1853). Je lui donnai des soins
concurremment avec M. le Dr Dequevauviller. Le col était resté petit,
conique, sans tuméfaction notable ; mais, à partir de l'insertion supérieure du vagin, l'engorgement des parties molles péri-utérines était
si considérable qu'on sentait par le toucher et la palpation abdominale
une tumeur du volume d'une tête de fœtus à terme qui remplissait
presque complétement le détroit supérieur du bassin ; cette tumeur
était douloureuse au toucher, immobile et comme enclavée dans le
détroit supérieur. Il y avait un état général assez grave, de la fièvre,
des nausées, une sensibilité très-considérable de la partie inférieure
de l'abdomen, du météorisme, et surtout des douleurs assez intenses
pour priver presque complétement la malade de sommeil ; 50 sangsues furent appliquées en deux fois : les bains, les narcotiques,

les cataplasmes, furent mis en usage pendant plusieurs jours et amenèrent une amélioration très-notable; la fièvre et la douleur à la pression disparurent presque complétement. Au bout de cinq ou six jours, les douleurs spontanées reparurent avec une intensité très-grande, mais elles avaient changé de caractères; elles venaient surtout le soir, duraient plusieurs heures, mais offraient ceci de remarquable que la fièvre ne les accompagnait pas, et que la malade était soulagée en se couchant sur le ventre et en exerçant une pression assez forte sur la région hypogastrique; ces derniers caractères nous parurent indiquer l'emploi du sulfate de quinine, qui fut administré pendant quatre jours à la dose de 60 centigrammes associés à 10 centigrammes d'extrait d'opium.

« La malade fut vivement impressionnée par l'action de ce médicament; elle ressentit du malaise, des vertiges, etc. etc.; mais, dès le premier jour, les douleurs s'amendèrent notablement et disparurent presque complétement les jours suivants; il est utile de noter que, lors de la réapparition des douleurs, une nouvelle application de 30 sangsues n'avait amené aucun soulagement.

« Le traitement fut long, et nous restâmes longtemps dans la crainte de la formation d'un abcès. Par bonheur tout se dissipa, quoique lentement; des douleurs de nature plus franchement névralgiques se manifestèrent encore plusieurs fois pendant les semaines suivantes, heureusement elles étaient peu intenses et peu durables, car la malade, qui avait été fortement éprouvée par la médication quinique, se refusa plusieurs fois à reprendre le médicament qui lui avait été cependant si utile. »

Lorsque l'inflammation et la douleur se sont dissipées, s'il reste encore une tumeur, si le phlegmon est passé ou tend à passer à l'état chronique, alors on ne retirera plus aucun avantage des antiphlogistiques; leur emploi pourrait même devenir nuisible. Il faudra recourir aux *fondants* à l'*iode*, pris à l'intérieur, soit à l'état d'*iodure de potassium*, comme on l'emploie d'habitude, soit à l'état de *teinture*, donnée à la dose de 5 à 6 gouttes, matin et soir, dans un verre d'eau gommée et sucrée, comme nous l'avons vu faire à M. Huguier. Les frictions avec une pommade soit *iodurée*, soit *mercurielle*, les *révulsifs* appliqués sur l'abdomen, tels que les frictions avec l'huile de croton, la pommade stibiée, les cautères, les petits sétons, seront les adjuvants de la médication interne. La constipation persistant même pendant cette période, on devra entretenir la liberté du ventre avec de légers *laxatifs*.

Quelques symptômes demanderont à être traités particulièrement lorsqu'ils prédomineront; j'en dirai autant des complications. Nous avons vu comment on combattra la douleur et les névralgies. Si les métrorrhagies sont assez abondantes pour prendre un caractère alarmant, il faudra leur opposer les moyens employés d'habitude contre elles, mais *éviter*, autant que possible, de *pratiquer le tamponnement*, dont la conséquence serait l'augmentation de la phlegmasie. Du reste, le décubitus horizontal, les boissons froides, les applications de glace suffisent ordinairement, et nous avons dit ailleurs que M. Gosselin avait toujours, avec une potion additionnée de 15 ou 20 *grammes de teinture de cannelle*, réussi à se rendre maître de métrorrhagies graves, ayant résisté aux autres traitements. La chlorose et la chloro-anémie survenant à la suite de ces métrorrhagies contre-indiqueront formellement l'emploi des émissions sanguines, et nécessiteront l'usage des *toniques* et des *ferrugineux*. On voit donc que les maladies qui compliquent le phlegmon péri-utérin, doivent être traitées absolument comme si elles étaient seules.

Si le phlegmon se termine par suppuration, il faut donner issue au pus, et cela le plus tôt possible, afin d'éviter l'ouverture spontanée du foyer dans le péritoine. Les deux lieux d'élection pour l'ouverture de l'abcès, nous paraissent être le vagin et la paroi abdominale, suivant que la tumeur est plus saillante et offre une fluctuation plus manifeste vers l'un ou l'autre de ces deux points. En opérant par le vagin, il y aura peut-être avantage à procéder d'abord avec le trois-quarts. Si l'on agit ainsi, on évitera souvent de blesser des organes ou des vaisseaux importants, surtout si le pus n'est pas encore bien formé, et on lui ouvrira une porte par laquelle il tendra naturellement à sortir lorsque la tumeur s'abcédera ; à cette époque, il ne restera plus qu'à agrandir, avec le bistouri, la petite plaie faite par le trois-quarts. Nous avons vu M. Huguier agir de cette façon, à l'hôpital Beaujon. sur une malade qui a parfaitement guéri. Si la tumeur fait saillie du côté de l'abdomen, il faudra moins se hâter d'opérer, attendre que la fluctuation soit bien manifeste, et que l'abcès vienne adhérer à la paroi abdominale antérieure.

Il ne nous reste plus à parler que des précautions générales à prendre pour empêcher le retour de la maladie et éviter les récidives. Les femmes qui auront été une fois atteintes de phlegmon péri-utérin devront éviter les fatigues et les excès de toute sorte, surtout ceux de coït. Leurs précautions devront redoubler à l'époque de leurs règles, car c'est à ce moment que s'observent toujours les récidives ; peut-être même serait-il bon de conseiller le repos au lit à celles à qui leur position sociale permettrait d'observer cette prescription. Elles devront surtout éviter l'usage des emménagogues ; car s'il n'est pas prouvé qu'ils agissent efficacement pour occasionner la maladie, du moins faut-il le craindre, et ne les employer qu'avec la plus grande réserve.

IV.

Résumé analytique de 53 observations de phlegmon péri-utérin.

Mes observations, émanant de sources diverses, n'ont pas été recueillies toutes ni de la même manière ni avec le même soin; il en résulte qu'elles ne sont pas toutes également complètes. Comme M. Grisolle l'a fait dans son mémoire sur les tumeurs phlegmoneuses des fosses iliaques, je serai donc obligé de baser, dans l'examen de chaque question en particulier, mes résultats sur des chiffres différents; mais j'ai eu soin, dans l'exposé qui suit, d'indiquer, par un chiffre placé au commencement de chaque alinéa, sur quel nombre de cas il a été opéré.

Causes.

Sur 51 cas, l'âge a varié entre 17 et 50 ans; (5 de 17 à 20; 19 de 20 à 25; 11 de 25 à 30; 15 de 30 à 37; 1 à 50; ce dernier douteux).

Sur 28 cas, constitution bonne, 22; faible, délicate, 6.

Sur 14 cas, tempérament sanguin, nervoso-sanguin ou biliososanguin, 5.

Sur 25 cas, dysménorrhée ou aménorrhée antérieure, 15; menstruation toujours facile et régulière, 10.

Sur 30 cas, métrorrhagies, 25; non, 5.

Sur 40 cas, leucorrhée, 37; non, 3.

Sur   , déviations utérines, 9 (antéversion, 2; antéflexion, 4; rétroversion, 1; rétroflexion, 2).

Sur 38 cas, inflammation soit du corps, soit du col de l'utérus, soit du vagin, 30; non, 8.

Sur 26 cas, phlegmons antérieurs, 19; non, 7.

Sur   , abcès des grandes lèvres, 1; de la fosse ischio-rectale, 1;

Sur 43 cas, pas de grossesse, 13; une ou plusieurs grossesses, 30 (1 fausse couche, 1; 1 enfant à 7 mois et demi, 2; 1 seul enfant à terme, 12; 1 enfant et une fausse couche, 3; 2 enfants, 5; 1 enfant et deux fausses couches, 1; 1 enfant et trois fausses couches, 1; 2 enfants et une fausse couche, 2; 3 enfants, 1; 6 enfants et trois fausses couches, 1; plusieurs enfants, 1).
Le dernier accouchement datant de plus d'un an, 22; d'un an à six mois, 5; de moins de six mois, 3.

Sur 20 cas, accidents inflammatoires consécutifs à l'accouchement, 13; suites de couches bonnes, 7; (levées le sixième jour, 2).

Symptômes.

Sur 39 cas, début rapide, 34 (brusque après suppression des règles, 2); survenu à une époque éloignée dans des circonstances que la malade ne peut préciser, 5; (le frisson est le premier symptôme, 26).

Sur 43 cas, règles supprimées après le début, 10 ; règles non in-
fluencées, 7 ; métrorrhagies, 26.

Sur 53 cas, pas de douleur, simple sensation de pesanteur, 3 ; douleur, 50 ; provoquée, 50 ; spontanée, 46 (à l'hypogastre seul, 21 ; propagée dans les aines et sur la
paroi abdominale, 11 ; dans les lombes, 8 ; à la vulve,
1 ; à la cuisse, 2 ; au sacrum, 1 ; au périnée, 2).

Sur 16 cas, douleurs expulsives, 13 ; non, 3.

Sur 22 cas, défécation très-douloureuse, 19 ; peu, 1 ; point, 2.

Sur   , miction douloureuse, 8.

Sur 31 cas, marche douloureuse, 22 ; impossible, 7 ; facile, 2.

Sur 29 cas, utérus lourd, volumineux, enclavé, 23 ; normal, 6.

Sur   , pouls de 74 à 110 pulsations ; fébrile, 28 ; inappétence,
dégoût des aliments, 26 ; nausées, vomissements, 16 ;
soif, 15 ; diarrhée, 7 ; ténesme anal, épreintes, 5.

Sur 28 cas, constipation, 24 ; défécation normale, 4.

Sur 53 cas, tumeur bilatérale ou envahissant tout le pourtour du
col, 9 ; postérieure et médiane, 17 ; postérieure et
droite, 11 ; postérieure et gauche, 6 ; antérieure, 3 ;
latérale droite, 2 ; gauche, 5.

Marche.

Sur 53 cas, une seule attaque, 30 (guérison en moins de 6 semaines, 15, dont 1 suppuré et 14 par résolution ;

guérison en 3 mois, 2 par résolution ; guérison
entre 3 et 12 mois, 7 après induration ; guérison en
plus d'un an, 6 après induration. 18 ont eu de 2
à 4 attaques ; 5, un nombre d'attaques indéterminé.
La terminaison par résolution de la dernière attaque
a été obtenue en moyenne entre 15 jours et 3 mois ; la
résolution a été obtenue, après 2 ans, une seule fois.

Sur 53 cas, résolution complète, 27 ; suppuration évidente, 3 ;
suppuration douteuse, 1 ; induration, 16 ; mode de
terminaison non constaté, 6. (Petits noyaux d'induration constatés à des époques diverses de la maladie,
13 fois.)

Traitement.

Dans 24 cas, émissions sanguines ; maximum du sang enlevé, 1 kilogramme (une fois 10 ventouses scarifiées et 2 saignées
générales de 150 et 300 grammes ; une fois saignée de
400 grammes et 12 sangsues ; une fois 72 sangues en
3 jours ; en général, 10 ou 16 ventouses scarifiées,
ou 15 à 20 sangsues).

Dans 3 cas, incision : par le vagin, 2 ; par la paroi abdominale, 1.

Dans 20 cas, purgatifs ou lavements laxatifs.

Dans 19 cas, fondants ; iodure de potassium, de 0,50 à 1 gramme à
l'intérieur ; frictions avec pommade mercurielle ou
iodurée.

Dans 2 cas, vésicatoires morphinés.

6

Dans 1 cas, application de chloroforme sur l'abdomen.

Dans 3 cas, révulsifs sur l'abdomen; 2 fois, cautères; 3 fois, pommade stibiée, huile de croton.

Dans 53 cas, repos au lit; injections vaginales émollientes; bains, soit seuls, soit unis à un ou plusieurs des moyens ci-dessus.

PARIS. — RIGNOUX, IMPRIMEUR DE LA FACULTÉ DE MÉDECINE,
rue Monsieur-le-Prince, 31.

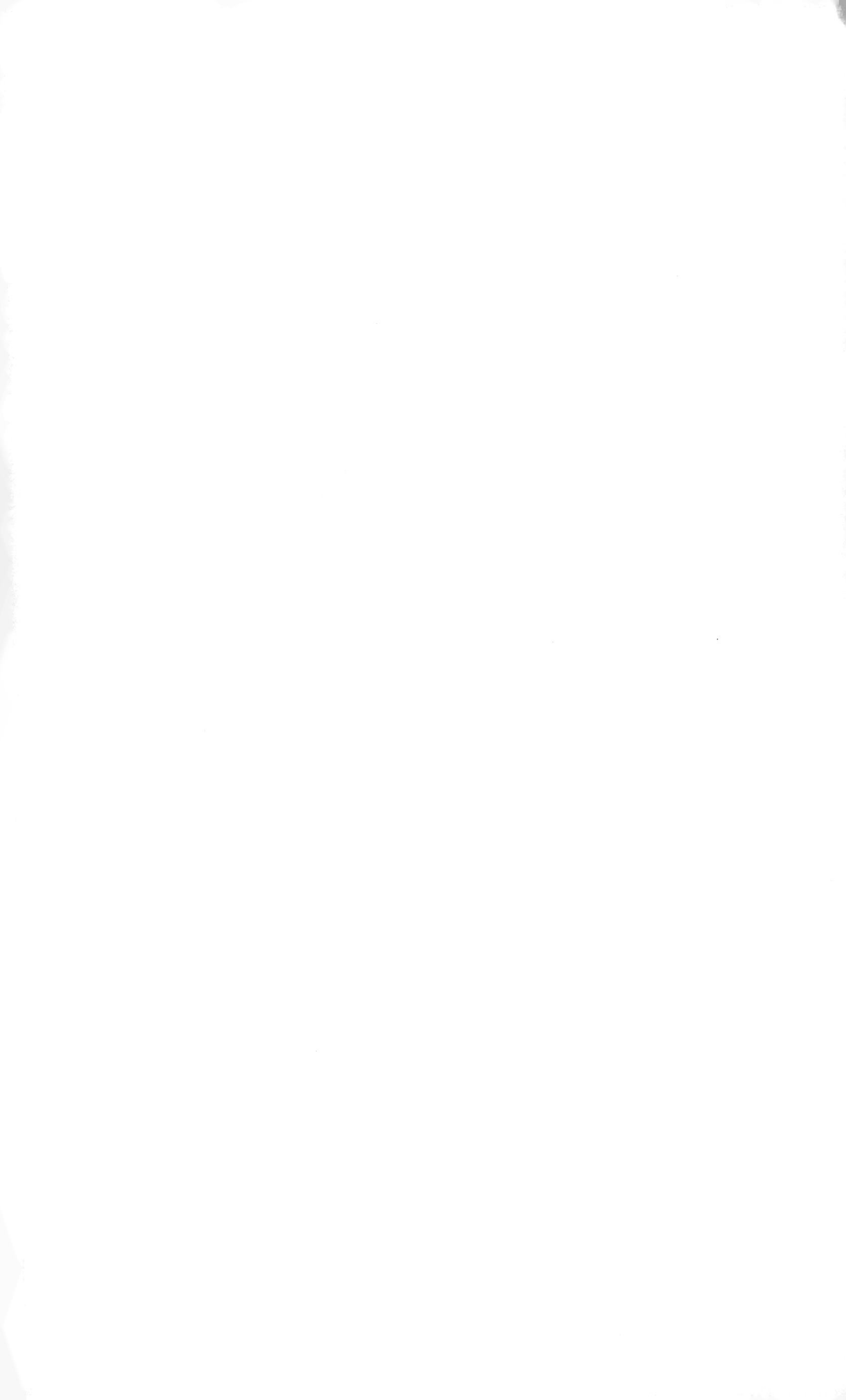

www.ingramcontent.com/pod-product-compliance
Ingram Content Group UK Ltd.
Pitfield, Milton Keynes, MK11 3LW, UK
UKHW022221070726
13613UKWH00004B/1808